101 Recetas Orgánicas de Jugos y Comidas para Prevenir y Curar el Cáncer:

Mejore Su Sistema Inmune Rápidamente para Combatir el Cáncer

Por

Joe Correa CSN

DERECHOS DE AUTOR

Esta publicación está diseñada para proveer información precisa y autoritaria respecto al tema en cuestión. Es vendido con el entendimiento de que ni el autor ni el editor están envueltos en brindar consejo médico. Si éste fuese necesario, consultar con un doctor. Este libro es considerado una guía y no debería ser utilizado en ninguna forma perjudicial para su salud. Consulte con un médico antes de iniciar este plan nutricional para asegurarse que sea correcto para usted.

RECONOCIMIENTOS

Este libro está dedicado a mis amigos y familiares que han tenido una leve o grave enfermedad, para que puedan encontrar una solución y hacer los cambios necesarios en su vida.

101 Recetas Orgánicas de Jugos y Comidas para Prevenir y Curar el Cáncer:

Mejore Su Sistema Inmune Rápidamente para Combatir el Cáncer

Por

Joe Correa CSN

CONTENIDOS

ACERCA DEL AUTOR

Luego de años de investigación, honestamente creo en los efectos positivos que una nutrición apropiada puede tener en el cuerpo y la mente. Mi conocimiento y experiencia me han ayudado a vivir más saludablemente a lo largo de los años y los cuales he compartido con familia y amigos. Cuanto más sepa acerca de comer y beber saludable, más pronto querrá cambiar su vida y sus hábitos alimenticios.

La nutrición es una parte clave en el proceso de estar saludable y vivir más, así que empiece ahora. El primer paso es el más importante y el más significativo.

INTRODUCTION

101 Recetas Orgánicas de Jugos y Comidas para Prevenir y Curar el Cáncer: Mejore Su Sistema Inmune Rápidamente para Combatir el Cáncer

Por Joe Correa CSN

Estas recetas de jugos y comidas utilizan los ingredientes más potentes contra el cáncer. Por ejemplo, el tomate es genial para el cáncer de próstata, la cebolla blanca y morada protegerán su estómago, colon y recto, mientras que la vitamina C es magnífica para el esófago.

Las frutas frescas, varios tipos de vegetales ricos en fibras, e ingesta reducida de sal, son algunas de las cosas más importantes en las que debe enfocarse al cambiar su dieta.

Estas recetas le ayudarán a alcanzar un peso saludable, el cual debería ser su peso ideal ya que esto es un factor importante al tratar de vivir un estilo de vida saludable y libre de cáncer. La obesidad está asociada a un alto riesgo de cáncer.

Las vitaminas y minerales pueden ser tomadas a través de suplementos, pero siempre se recomienda ir directamente a la fuente, que serían frutas y vegetales. Estas recetas contienen cientos de fito nutrientes que no se pueden encontrar en tabletas multivitamínicas. Algunas de estas substancias son: flavonoides (de cítricos, bayas, etc.), pigmentos varios con antioxidantes (uvas, berenjena, repollo colorado), quercetina (de la manzana, cebolla), carotenoides (de zanahorias, melones, damascos), licopeno (de tomates), luteína para el ojo (de la espinaca y col rizada).

En este libro, he preparado la mejor selección de recetas con ingredientes recomendados por expertos como la mejor forma de prevenir cáncer. Pruebe todas y vea cual disfruta más.

101 RECETAS ORGÁNICAS DE JUGOS Y COMIDAS PARA PREVENIR Y CURAR EL CÁNCER: MEJORE SU SISTEMA INMUNE RÁPIDAMENTE PARA COMBATIR EL CÁNCER

COMIDAS

1.   Muesli de Manzana con Bayas Goji y Linaza

Ingredientes:

1 taza copos de avena

½ taza bayas de Goji secas

2 manzanas grandes

3 cucharadas Semillas de linaza

3 cucharadas miel

1 ¼ tazas agua de coco

1 ¼ tazas yogurt entero

2 cucharadas hojas de menta

Sal Himalaya cristalizada, a gusto

Preparación:

Rallar las manzanas en un tazón grande. Añadir el yogurt, bayas Goji, semillas de linaza, copos de avena, menta y agua de coco y mezclar bien. Dejar la mezcla en la nevera por la noche. Agregar la sal y miel y servir.

Información nutricional por porción: Kcal: 280 Proteínas: 4g, Carbohidratos: 44.5, Grasas: 6g

2.   Burrito Orgánico con Espinaca

Ingredientes:

2 rodajas de carne orgánica

1cucharadita de ghi

2 huevos enteros

¼ taza de espinaca trozada

Una pizca de sal

2 cucharadas de pimiento picado

1 tomate pequeño, picado

Salsa de guacamole y cilantro fresco, para servir

Preparación:

Batir los huevos y sal en un tazón y dejar a un lado. En una sartén, aplicar fuego medio y añadir el ghi. Saltear la espinaca, tomate y pimiento por 3 minutos. Añadir los huevos y revolver la mezcla con una espátula. Cuando el huevo revuelto esté listo, remover del fuego y añadirlo a cada rodaja de carne orgánica.

Enrollar el jamón y asegurar los lados con un palillo. Dorar de ambos lados y transferir a un plato. Servir caliente con guacamole y cilantro.

Información nutricional por porción: Kcal: 300 Proteínas: 19g, Carbohidratos: 75.5g, Grasas: 20g

3.   Gachas de Anacardos

Ingredientes:

1 banana madura, en rodajas

2 tazas de leche de coco sin azúcar

½ cucharada de canela

½ taza anacardos trozados

½ taza almendras trozadas

½ taza nueces pecanas trozadas

Una pizca de sal

Preparación:

En un tazón, poner las nueces y añadir suficiente agua hasta cubrir. Rociar con sal, cubrir y remojar por la noche. Colar y lavar con agua. Transferir a una procesadora junto con la banana, leche de coco y canela. Pulsar hasta que esté suave y espeso.

Poner la mezcla en una sartén a fuego medio/alto. Cocinar por 5 minutos, o hasta que llegue al punto de hervor, revolviendo regularmente. Cortar en 4 porciones y servir con nueces trozadas.

Información nutricional por porción: Kcal: 300 Proteínas: 7.2g, Carbohidratos: 17.5g, Grasas: 25.5g

4. Omelette de Tomates Cherry

Ingredientes:

4 huevos enteros de corral medianos, batidos

½ taza queso Cottage

½ taza cebolla en cubos

1 taza espinaca fresca

6 piezas de cherry tomates, en cubos

1 cucharada de aceite de oliva

Sal y pimienta, a gusto

Preparación:

Añadir el aceite a una sartén y calentar a fuego medio. Saltear las cebollas hasta que ablanden y agregar los huevos batidos. Cocinar por 3 minutos.

Añadir el queso, espinaca y tomates de un lado y sazonar con sal y pimienta a gusto. Rotar el omelette y reducir el fuego al mínimo. Cocinar por 2 minutos.

Servir con queso extra encima.

Información nutricional por porción: Kcal: 140 Proteínas: 14g, Carbohidratos: 3.5g, Grasas: 8.5g

5.   Panqueques de Almendra

Ingredientes:

1 taza harina de almendra

2 huevos enteros de corral medianos

½ taza agua

½ cucharadita bicarbonato de sodio

¼ cucharadita sal

¼cucharadita de azúcar

2 onzas de ghi

Preparación:

Combinar la harina, sal y bicarbonato de sodio en un tazón, y dejar a un lado. En otro tazón, batir los huevos, azúcar y 1 cucharada de ghi. Verter la mezcla de huevo en el tazón de harina y mezclar bien. Si la masa es muy espesa, añadir agua y mezclar nuevamente. Cubrir y dejar reposar por 15 minutos.

Añadir el ghi restante a una sartén a fuego medio/alto. Una vez caliente, verter mezcla de panqueque hasta cubrir la base de la sartén. Cocinar hasta que dore y rotar. Repetir el proceso con la mezcla restante y poner sobre una fuente.

Servir caliente con su jalea favorita.

Información nutricional por porción: Kcal: 149 Proteínas: 6.1g, Carbohidratos: 4g, Grasas: 13,5g

6. Budín de Coco Rallado y Moras con Chía y Pistachos

Ingredientes:

1 taza de leche de almendra

½cucharadita de extracto de almendra

½ taza de moras frescas aplastadas

3 cucharadas de semillas de chía

1 cucharada de coco rallado

¼ taza de pistachos crudos trozados

Preparación:

Combinar las moras aplastadas, semillas de chía, extracto de almendra, leche de almendra y coco rallado en un tazón. Mezclar los ingredientes bien.

Tapar el tazón con film y refrigerar por 12 horas antes de servir.

Servir con pistachos trozados encima.

Información nutricional por porción: Kcal: 300 Proteínas: 19g, Carbohidratos: 50.5g, Grasas: 6.5g

7. Tortilla de Desayuno con Arándanos

Ingredientes:

1 cucharada de aceite de oliva extra virgen

4 huevos, batidos

1 cucharada de manteca de almendra

Una pizca de pimienta negra

1cucharadita de canela molida

½ taza de arándanos frescos

Preparación:

Batir la manteca de almendra, huevos, canela y pimienta en un tazón, y dejar a un lado.

En una sartén a fuego medio, añadir el aceite. Verter la mezcla de huevo y cocinar por 3 minutos sin revolver. Cubrir con arándanos y tapar. Reducir el fuego al mínimo y cocinar por 6-8 minutos más.

Remover la tapa y dar vuelta la sartén sobre un plato para remover la tortilla. Retornar la sartén al fuego y poner la tortilla dentro para cocinar el otro lado. Tapar y cocinar 3-4 minutos más.

Cuando la tortilla esté lista, poner en un plato y servir caliente.

Información nutricional por porción: Kcal: 168 Proteínas: 6g, Carbohidratos: 24.5g, Grasas: 6g

8.   Trigo con Arándanos Agrios

Ingredientes:

1 taza de arándanos agrios frescos

1 tazas de granos de trigo sarraceno

1 manzana mediana, sin piel y en rodajas

1 taza de yogurt bajo en grasas

3 claras de huevo

½ taza de jarabe de arce

Preparación:

Precalentar el horno a 350 grados. Esparcir los granos de trigo en una fuente de hornear y tostarlos por 5-6 minutos, hasta obtener un color marrón.

Hervir los arándanos a fuego máximo. Cocinar hasta que exploten. Añadir los granos de trigo, claras de huevo y rodajas de manzana y revolver bien. Cocinar por otros 7 minutos o hasta que los granos de trigo estén cocidos. Añadir el jarabe de arce. Remover del fuego y dejar reposar por 10 minutos. Servir frío con yogurt.

Información nutricional por porción: Kcal: 158 Proteínas: 4g, Carbohidratos: 22.5g, Grasas: 4.5g

9.   Muesli de Manzana y Quínoa con Nueces

Ingredientes:

½ taza de nueces molidas

2 manzanas grandes

3 cucharadas de semillas de linaza

3 cucharadas de azúcar negra

1 ¼ tazas de agua de coco

1 ¼ tazas de yogurt

1 taza de quínoa

2 cucharadas de hojas de menta

Preparación:

Lavar y pelar las manzanas. Cortarlas en trozos del tamaño de un bocado y ponerlas en un tazón grande. Añadir el yogurt, nueces, semillas de linaza, semillas de quínoa, menta y agua de coco y revolver bien. Dejar la mezcla en la nevera por la noche.

Cubrir con miel antes de servir.

Información nutricional por porción: Kcal: 215 Proteínas: 8.3g, Carbohidratos: 24.4g, Grasas: 10.5g

10.   Crema Congelada con Arándanos

Ingredientes:

1 taza de crema baja en grasas

1 taza de arándanos frescos

¼ taza de leche descremada

2 claras de huevo

1 cucharada de miel

1 cucharadita de azúcar negra

Preparación:

Combinar los ingredientes en un tazón grande. Batir bien con un tenedor. Llevar al frízer por 30 minutos. Esta mezcla cremosa va perfecta con tostada de trigo integral.

Información nutricional por porción: Kcal: 101 Proteínas: 2.5g, Carbohidratos: 19.5g, Grasas: 0g

11. Avena con Mantequilla de Maní

Ingredientes:

1 taza de avena, cocida

1 taza de leche de almendra sin endulzar

2 cucharadas de mantequilla de maní orgánica

1 cucharada de jarabe de frutilla

1 cucharadita de canela

Preparación:

Poner los ingredientes en un tazón y revolver bien hasta obtener una mezcla suave. De ser necesario, añadir más agua. Verter la mezcla en un vaso alto y dejar en la nevera por la noche.

12.   Sándwich de Huevo y Queso con Perejil Seco

Ingredientes:

4 huevos

1 taza de queso Cottage

1 cucharadita de perejil seco

8 rebanadas finas de pan de trigo integral

sal a gusto

Preparación:

Hervir los huevos por 10 minutos. Dejar enfriar y pelarlos. Cortar en rodajas finas. Hacer 1 capa de queso Cottage sobre el pan y cubrir con el huevo.

Información nutricional por porción: Kcal: 280 Proteínas: 14g, Carbohidratos: 27g, Grasas: 13g

13. Claras de Huevo Fritas con Queso Cottage

Ingredientes:

4 huevos

1 taza de queso Cottage

¼ taza de leche descremada

1 cucharada de aceite de oliva

sal a gusto

Preparación:

Remover las claras de las yemas. Engrasar una sartén con aceite de oliva. Calentar a fuego medio/alto. Batir las claras de huevo con el queso Cottage y leche. Añadir sal a gusto. Freír por 3-4 minutos, revolviendo constantemente.

Información nutricional por porción: Kcal: 360 Proteínas: 34g, Carbohidratos: 12.5g, Grasas: 17.5g

14.   Tostada con Feta y Huevos

Ingredientes:

4 rebanadas de pan de trigo integral

3 huevos

1 taza de espinaca bebé, en trozos

½ taza de queso feta

2 cucharadas de aceite de oliva extra virgen

Preparación:

Batir los huevos con un tenedor en un tazón. Cortar el queso feta en cubos pequeños y añadirlos al tazón. Engrasar una sartén con aceite de oliva y calentar a fuego medio/alto. Freír la espinaca bebé por varios minutos, revolviendo constantemente. Añadir la mezcla de huevo y freír por varios minutos más.

Poner el pan en la tostadora por 2 minutos. Servir con la mezcla de huevo, feta y espinaca.

Información nutricional por porción: Kcal: 317 Proteínas: 15.5g, Carbohidratos: 20.5g, Grasas: 19.5g

15.   Omelette de Espinaca

Ingredientes:

4 huevos

1 taza de hojas de espinaca bebé, en trozos

1 cucharada de polvo de cebolla

¼ cucharadita de pimienta roja molida

¼ cucharadita de sal marina

1 cucharada de Queso parmesano

1 cucharada de aceite de oliva

Preparación:

Batir los huevos con un tenedor en un tazón grande. Añadir la espinaca bebé y queso parmesano. Mezclar bien, y sazonar con cebolla, pimienta roja y sal marina.

Calentar el aceite de oliva a fuego medio. Añadir la mezcla de huevo y freír por 2-3 minutos.

Información nutricional por porción: Kcal: 215 Proteínas: 24g, Carbohidratos: 3g, Grasas: 14g

16.   Cereal con Quínoa

Ingredientes:

1 taza de quínoa cereal

1 taza de ciruelas, por la mitad y sin carozo

1 cucharada de azúcar

2 cucharadas de jarabe de arce

1 cucharada de aceite de coco, derretido

½ cucharadita de canela, molida

1 cucharadita de extracto de vainilla

agua

Preparación:

Poner las ciruelas en una sartén grande y añadir agua hasta cubrir. Hervir y cocinar por 10 minutos o hasta que ablanden. Remover del fuego y colar. Dejar a un lado.

Usar la misma sartén para hervir 2 tazas de agua. Añadir la quínoa, azúcar, jarabe de arce, aceite de coco, canela y extracto de vainilla. Reducir el fuego al mínimo y cocinar hasta que espese. Esto debería llevar 5 minutos. Remover del fuego y verter en tazones. Cubrir con ciruelas.

Información nutricional por porción: Kcal: 131 Proteínas: 4.4g, Carbohidratos: 23g, Grasas: 3g

17.   Bananas con Coco

Ingredientes:

2 bananas grandes, en rodajas longitudinales

1 taza de leche de coco

1 cucharadita de aceite de coco

1 cucharadita de extracto de coco

2 cucharadas de jarabe de agave

¼ cucharadita de canela

Preparación:

Verter 1 taza de leche de coco en una cacerola pequeña. Hervir y añadir el aceite de coco, extracto de coco y jarabe de agave. Cocinar por 1 minuto y remover del fuego. Dejar enfriar un rato.

Verter esta mezcla en cada rodaja de banana y rociar con canela. Servir frío.

Información nutricional por porción: Kcal: 182 Proteínas: 2.6g, Carbohidratos: 28.8g, Grasas: 7.3g

18.   Tostada Francesa de Berenjena

Ingredientes:

1 berenjena grande

3 huevos

¼ cucharadita de sal marina

1 cucharada de aceite

½ cucharadita de canela

Preparación:

Pelar la berenjena y cortarla longitudinalmente en rodajas. Rociar con sal y dejar reposar unos minutos. Lavar bien y aplastar gentilmente para remover el exceso de líquido.

Mientras tanto, mezclar los huevos con la canela en un tazón grande. Calentar 1 cucharada de aceite en una sartén a fuego máximo.

Poner la berenjena en la mezcla de huevo. Hacer huecos con un cuchillo para que la mezcla penetre la berenjena. Freír hasta que dore de cada lado. Servir caliente.

Información nutricional por porción: Kcal: 118 Proteínas: 4g, Carbohidratos: 12g, Grasas: 8g

19. Panqueques de Queso Cottage y Banana

Ingredientes:

1 taza de banana en rodajas

½ taza de harina de arroz

½ taza de leche descremada

½ taza de leche de almendra

3 cucharadas de azúcar negra

1 cucharadita de extracto de vainilla

1 huevo

½ taza de crema baja en grasas

spray de cocina sin grasa

Preparación:

Combinar las rodajas de banana, harina de arroz, leche descremada y leche de almendra en un tazón, y mezclar con una batidora eléctrica. Cubrir y dejar reposar por 15 minutos.

En otro tazón, mezclar la crema con el azúcar, extracto de vainilla y huevo. Batir bien con un tenedor, hasta obtener una mezcla espumosa.

Rociar una sartén con spray de cocina. Usar ¼ taza de la mezcla de banana para hacer 1 panqueque. Freír por 2-3 minutos de cada lado. Esta mezcla debería darle 8 panqueques.

Esparcir una cucharada de la mezcla de queso sobre cada panqueque y servir.

Información nutricional por porción: Kcal: 340 Proteínas: 22g, Carbohidratos: 42g, Grasas: 8.5g

20. Cuartos Traseros de Pollo con Jengibre y Chile

Ingredientes:

2 libras cuartos traseros de pollo (con piel y hueso)

1 cucharada polvo de ajo

Albahaca fresca

Pimienta negra, molida fresca

Sal marina

16 onzas agua de coco

1 cucharada Jengibre fresco rallado

1 cucharada semillas de cilantro

8 dientes de ajo aplastados

Preparación:

Poner los cuartos traseros de pollo junto con el ajo en una olla a presión. Añadir las otras especias. Verter el agua de coco y agregar la albahaca fresca. Tapar y poner el fuego al mínimo. Deberá cocinar por 8 a 10 horas antes de que estén blandas. El líquido dará aroma cuando el pollo esté listo.

Información nutricional por porción: Kcal: 262 Proteínas: 26.6g, Carbohidratos: 17.4g, Grasas: 8g

21. Estofado de Carne

Ingredientes:

2 libras carne de estofado

1 cucharada aceite de linaza

6 onzas de pasta de tomate

2 puñados de zanahorias bebé

2 batatas en cuartos

1 cebolla amarilla grande picada

1 puñado de champiñones frescos

½ cucharada sal

1 hoja de laurel

2 ½ tazas caldo de carne

½ taza guisantes verdes congelados

1 cucharadita tomillo

3 dientes de ajo molidos

Preparación:

Tomar una sartén y poner el fuego al máximo. Calentar el aceite y añadir la carne. Freír en todos lados hasta que dore. Una vez lista, transferirla a una olla a presión. En la misma sartén, freír las cebollas con el fuego medio, por unos 5 minutos.

Verter ½ taza de agua y la pasta de tomate en la sartén para remover cualquier remanente de carne y cebolla. Luego, añadirlo a la olla. Agregar los ingredientes restantes y revolver. Poner el fuego al mínimo, tapar y cocinar por 1 hora. 15 minutos antes de terminar, añadir los guisantes verdes para darles tiempo a derretirse y cocinarse.

Información nutricional por porción: Kcal: 220 Proteínas: 12g, Carbohidratos: 16g, Grasas: 13.2g

22.   Estofado de Chile

Ingredientes:

1 libra carne molida

8 dientes de ajo molidos

1 cucharadita polvo de ajo

2 cucharadas de aceite de oliva

1 cucharada comino

3 cucharadas polvo de ajo

2 tazas champiñones en rodajas

1 libra carne de estofado en cubos

1 calabacín mediano trozado

1 cebolla mediana picada

28 onzas salsa de tomate

½ taza zanahorias en puré

2 tazas caldo de carne

Preparación:

Poner la carne molida en una sartén junto con un poco de aceite. Freír a fuego máximo hasta que dore. Transferir a una olla a presión. Añadir el comino, zanahorias, polvo de ajo, caldo de carne, salsa de tomate. Revolver para mezclar los ingredientes.

Usar la sartén para saltear la cebolla, champiñones, calabacín y ajo. Transferir a la olla a presión. Poner la carne de estofado y el ajo en la misma sartén y freír hasta que dore. Transferir a la olla. Tapar, bajar el fuego al mínimo y cocinar de 5 a 8 horas.

Información nutricional por porción: Kcal: 170 Proteínas: 7g, Carbohidratos: 21.7g, Grasas: 6.6g

23. Cazuela de Nachos

Ingredientes:

1 libra de carne molida

1 cebolla pequeña, sin piel y en trozos

1 taza de frijoles rojos picantes

½ taza de maíz en lata, cocido

½ taza de salsa de tomate sin azúcar

2 cucharadas de mezcla de sazón para tacos

1 taza de queso Cottage

1 taza de cebollas verdes trozadas

Preparación:

Cocinar la carne molida a fuego medio/alto, revolviendo ocasionalmente. Esto debería llevar unos 30 minutos. Remover del fuego y colar bien. Cortar en trozos del tamaño de un bocado y combinar con los frijoles rojos, maíz, salsa de tomate y mezcla de sazón. Revolver bien y cocinar a fuego medio por 10 minutos.

Precalentar el horno a 350 grados. Verter la mitad de esta mezcla en una fuente de hornear. Cubrir con queso Cottage y cebollas verdes, y agregar la mezcla restante. Hornear por 25 minutos.

Información nutricional por porción: Kcal: 450 Proteínas: 32.8g, Carbohidratos: 18.4g, Grasas: 29g

24.   Róbalo Rayado

Ingredientes:

4 róbalo rayado grande

1 cucharada aceite de oliva

½ cucharadita de sal marina

¼ cucharadita de pimienta negra

1 taza queso Cottage

Preparación:

Combinar el aceite, sal y pimienta. Usar un cepillo de cocina para esparcir esta mezcla sobre el pescado. Grillar a fuego medio/alto, por 5 minutos de cada lado. Servir con el queso Cottage.

Información nutricional por porción: Kcal: 154 Proteínas: 28g, Carbohidratos: 5g, Grasas: 8.3g

25.   Pollo Verde

Ingredientes:

3 piezas de pechuga de pollo (1 libra)

2 tazas de espinaca, en trozos

1 taza de yogurt bajo en grasas

3 pimientos verdes

3 ajíes picantes

2 cebollas pequeñas, en trozos

1 cucharada de jengibre molido

1 cucharadita de polvo de pimienta roja

4 cucharadas de aceite

sal a gusto

Preparación:

Lavar y secar el pollo usando papel de cocina. Trozar en piezas del tamaño de un bocado. Picar la cebolla y pimientos y dejar a un lado.

Calentar el aceite en una comadreja grande. Añadir las cebollas y pimientos y saltear por unos minutos. Agregar la pechuga de pollo, jengibre molido, polvo de pimienta roja y sal. Freír, revolviendo, por 10 minutos, o hasta que el pollo dore.

Mientras tanto, combinar el yogurt bajo en grasas con la espinaca en una procesadora. Pulsar por 30 segundos. Añadir esta mezcla a la comadreja, remover del fuego y dejar reposar por 10 minutos antes de servir.

Información nutricional por porción: Kcal: 380 Proteínas: 16g, Carbohidratos: 54.5g, Grasas: 12g

26.   Pollo en Salsa de Champiñones

Ingredientes:

1 libra de carne de pollo, sin piel

2 cucharadas de harina común

1 taza de champiñones

1 taza de frijoles verdes, cocidos

¼ taza de caldo de pollo

½ cucharadita de sal marina

¼ cucharadita de pimienta negra

4 cucharadas de aceite de oliva

Preparación:

Lavar y secar el pollo. En un tazón grande, combinar la harina común con sal y pimienta. Cubrir el pollo con la harina y dejar a un lado. Calentar el aceite de oliva a fuego medio y freír el pollo por 5 minutos de cada lado. Remover de la sartén y transferir a un plato.

En la misma sartén, añadir el caldo de pollo, frijoles verdes y champiñones. Hervir y cocinar 2-3 minutos. Retornar el pollo a la sartén y cocinar 20 minutos más, revolviendo ocasionalmente, hasta que el agua evapore. Servir caliente.

Información nutricional por porción: Kcal: 290 Proteínas: 21g, Carbohidratos: 36g, Grasas: 7g

27. Mix de Frijoles Rojos

Ingredientes:

1 taza de frijoles rojos, enlatados y cocidos

½ taza de frijoles verdes

½ taza de champiñones

1 taza de queso Cottage

1 taza de Yogurt griego

2 claras de huevo

2 cucharadas de aceite de coco

1 cucharadita de sal marina

Preparación:

Combinar los ingredientes en una procesadora. Mezclar bien por 30 segundos. Precalentar el horno a 300 grados. Cubrir una fuente de hornear pequeña con 2 cucharadas de aceite de oliva. Verter la mezcla de frijoles rojos en la fuente y hornear por 10-15 minutos, hasta que dore. Remover del horno y dejar reposar por 10 minutos. Cortar en 4 piezas y servir caliente.

Información nutricional por porción: Kcal: 193 Proteínas: 5.4g, Carbohidratos: 23.6g, Grasas: 10.2g

28.   Pollo al Estilo Griego

Ingredientes:

4 piezas de pechuga de pollo en mitades

1 taza de queso Cottage

½ taza de Yogurt griego

1 taza de pepino trozado

1 taza de lechuga trozada

1 taza de tomates cherry

½ taza de cebollas picadas

5 dientes de ajo

2 cucharadas de jugo de limón fresco

1 cucharada de orégano seco

½ cucharadita de pimienta roja

½ cucharadita de sal

2 cucharadas de aceite de oliva

6 pan pita de trigo integral

Preparación:

Lavar y cortar la carne en piezas pequeñas. Dejar a un lado.

Combinar el queso Cottage, yogurt griego, vegetales y especias en una procesadora. Mezclar bien por 30 segundos. Calentar el aceite a fuego medio. Freír el pollo por 20 minutos, revolviendo constantemente. Añadir la mezcla de vegetales. Revolver y cocinar por otros 10 minutos. Remover y dividir en 6 porciones. Servir con pan pita.

Información nutricional por porción: Kcal: 498 Proteínas: 23.6g, Carbohidratos: 23.5g, Grasas: 24

29. Queso Cottage con Vegetales Fritos

Ingredientes:

½ taza de queso Cottage

1 cebolla pequeña

1 zanahoria pequeña

1 tomate pequeña

2 pimiento rojo mediano

sal a gusto

1 cucharada de aceite de oliva

Preparación:

Lavar y secar los vegetales usando papel de cocina. Cortar en rodajas finas o tiras. Calentar el aceite de oliva a fuego medio y freír los vegetales por 10 minutos, revolviendo contantemente. Añadir sal y mezclar bien. Una vez que ablanden, agregar el queso Cottage. Freír por 2-3 minutos más. Remover del fuego y servir.

Información nutricional por porción: Kcal: 122 Proteínas: 11.5g, Carbohidratos: 8.5g, Grasas: 5.5g

30. Burritos de Frijoles Verdes

Ingredientes:

1 taza de frijoles verdes cocidos

1 libra de ternera magra, en trozos

1 taza de Cheddar

½ taza de cebollas picadas

1 cucharadita de pimienta roja molida

1 cucharadita de polvo de ajo

6 tortillas de trigo integral

Preparación:

Combinar la carne con la pimienta roja, polvo de ajo y cebollas en una sartén. Revolver bien por 15 minutos a fuego mínimo. Remover del fuego.

Mezclar el cheddar con los frijoles en una procesadora, por unos 30 segundos. Agregar la mezcla a la carne. Dividir en 6 porciones y esparcir sobre tortillas. Enrollar y servir.

Información nutricional por porción: Kcal: 370 Proteínas: 15 g, Carbohidratos: 55.5g, Grasas: 11g

31.   Lentejas Rostizadas

Ingredientes:

½ tazas de lentejas sin cocinar

1 cucharada de sal

2 cucharadas de aceite de oliva

1 cucharadita de pimienta

1 cucharadita de red polvo de ajo

1 cucharadita de polvo de canela

Preparación:

Primero, cocinar las lentejas. Verter 2 tazas de agua en una cacerola y hervir. Añadir las lentejas y cocinar por 15-20 minutos, hasta que ablanden. Remover del fuego y lavar bien con agua fría. Colar y dejar a un lado.

Precalentar el horno a 300 grados. En un tazón grande, cubrir las lentejas con sal, aceite de oliva, pimienta roja, polvo de ajo y canela. Esparcir en una fuente de hornear mediana y cocinar por 20 minutos.

Información nutricional por porción: Kcal: 110 Proteínas: 8g, Carbohidratos: 19g, Grasas: 3.5g

32. Bolas de Mariscos

Ingredientes:

1½ libras pescado blanco

Sal marina

Pimienta negra, molida fresca

½ libra camarones

½ jugo de limón

1½ tazas harina de almendra

2 cucharadas salsa tártara

½ taza agua

3 cucharadas perejil fresco

3 huevos

Grasa para cocinar

Preparación:

Usar una procesadora para hacer una pasta combinando 2 huevos, ½ taza de harina de almendra, camarones, pescado blanco, perejil y jugo de limón. Tomar un tazón, verter agua en él y romper un huevo. Batir y crear una mezcla. En otro tazón, verter la harina restante y añadir sal y pimienta.

Tomar un tazón más grande y mezclar los contenidos de los 3 anteriores. Luego formar bolas pequeñas. Ponerlas en una sartén y freír por 15 minutos. Disfrutar con salsa tártara.

Información nutricional por porción: Kcal: 101 Proteínas: 9.4g, Carbohidratos: 10.2g, Grasas: 3.7g

33.   Camarones con Pimienta Cayena

Ingredientes:

2 libras camarones grandes, pelados y sin vaina

2 cucharadas jugo de limón

Pimienta cayena

Pimienta negra

Sal marina

4 dientes de ajo molidos

3 cucharadas manteca

2 cucharadas perejil fresco picado

2 cucharadas grasa para cocinar

Preparación:

Tomar una sartén y poner la manteca. Calentar hasta que derrita y añadir los camarones. Freír hasta que opaquen. Transferir a una cacerola y freír el ajo en la sartén por 1-2 minutos. Añadir el resto de los ingredientes a la cacerola. Cubrir y cocinar por 20 minutos a fuego medio.

Información nutricional por porción: Kcal: 162 Proteínas: 24.6g, Carbohidratos: 1.7g, Grasas: 6.2g

34. Tazón de Pollo Caliente

Ingredientes:

28 onzas tomates asados en cubos

12 cuartos traseros de pollo, sin piel ni hueso

1 cucharada albahaca seca

8 onzas de leche de coco con grasa

Sal & pimienta

7 onzas de pasta de tomate

3 tallos de apio picados

3 zanahorias trozadas

2 cucharadas de aceite de coco

1 cebolla picada finamente

4 dientes de ajo molidos

½ lata de champiñones

Preparación:

Verter el aceite de coco en una sartén a fuego máximo.

Añadir el apio, cebollas y zanahorias, y freír por 5 a 10 minutos. Transferir a una olla y añadir pasta de tomate, albahaca, ajo, champiñones y sazón. Continuar revolviendo hasta que estén completamente cubiertos con salsa de tomate. Al mismo tiempo, cortar el pollo en cubos pequeños.

Poner el pollo en la olla, verter el aceite de coco encima y añadir los tomates. Revolver, bajar el fuego al mínimo y cocinar por 30 minutos. Verter leche de coco encima antes de servir.

Información nutricional por porción: Kcal: 189 Proteínas: 4.2g, Carbohidratos: 25.1g, Grasas: 8g

35.   Sopa de Otoño

Ingredientes:

3 batatas en rodajas

Sal

extracto de vainilla

2 bulbos de hinojo en rodajas

15 onzas calabaza en puré

1 cebolla grande en rodajas

aceite de coco

especia de pastel de calabaza

50 onzas agua hirviendo

Preparación:

En una olla a presión, derretir 1 cucharada de aceite a fuego máximo. Reducir el fuego al mínimo y añadir la cebolla y bulbos de hinojo. Cocinar hasta que caramelicen. Agregas los ingredientes restantes y cocinar hasta que las batatas estén agrias. Luego de completado, procesar la sopa hasta que quede homogénea y añadir sal a gusto.

Información nutricional por porción: Kcal: 115 Proteínas: 8.2g, Carbohidratos: 14.3g, Grasas: 3.2g

36.   Pollo Español

Ingredientes:

6 cuartos traseros de pollo

Mitad de cabeza de coliflor

sal

1 lata de tomates trozados

½ libra Brotes de Bruselas

1 salchicha de chorizo mediana

3 calabacines medianos

Preparación:

Tomar una sartén y añadir aceite. Freír los cuartos traseros de pollo, removiendo la piel, hasta que doren. Remover de la sartén y transferir a una olla profunda. Trozar la salchicha y freírla por 3 minutos. Luego, transferir también a la olla.

Cortar el calabacín en rodajas y romper la coliflor en trozos pequeños. Llevar a la olla. Añadir los brotes de Bruselas, sal, y los tomates trozados. Poner el fuego al mínimo y cocinar por 1 hora. Servir con acompañante de maíz bebé.

Información nutricional por porción: Kcal: 430 Proteínas: 34.8g, Carbohidratos: 39.5g, Grasas: 15g

37.   Bocadillos de Carne, Cebolla y Champiñones

Ingredientes:

2 libras de carne de estofado, en cubos

Sal y pimienta molida, a gusto

2 cucharadas de aceite de oliva

2 tazas de champiñones blancos frescos

2 tazas de caldo de carne

½ cebolla blanca, en trozos

1 cucharada ajo picado

Preparación:

Sazonar la carne con sal y pimienta, y sacudir para cubrir bien.

En una olla a presión, calentar el aceite y dorar la carne. Añadir el ajo y cebollas, saltear por 2 minutos y por último agregar los champiñones y el caldo. Tapar, hervir y reducir el fuego al mínimo. Cocinar por 30 minutos o hasta que la carne esté blanda.

Ajustar la sazón y transferir a un tazón. Servir inmediatamente.

Información nutricional por porción: Kcal: 158 Proteínas: 18.8g, Carbohidratos: 2.7g, Grasas: 8g

38.   Pavo en Salsa de Naranja

Ingredientes:

2 cucharadas de aceite de oliva extra virgen

1 libra de rodajas de pechuga de pavo

Sal y pimienta molida negra, a gusto

1 taza de caldo de pollo

2 cucharadas de aceite de oliva, para la salsa

2 paquetes de azúcar

2 cucharaditas ralladura de naranja

2 cucharadas de naranja fresca, exprimida

1cucharadita de pimienta cayena

Preparación:

Sazonar las rodajas de pavo con sal y pimienta en ambos lados. Calentar el aceite de oliva a fuego medio. Dorar el pavo de ambos lados y transferir a un plato. Dejar a un lado.

En la misma sartén, añadir el aceite, ralladura de naranja, jugo de naranja, pimienta cayena y caldo, y cocinar hasta que hierva. Poner la carne en la salsa y revolver para cubrir.

Tapar, hervir y reducir el fuego al mínimo. Cocinar por 45 a 60 minutos, o hasta que la carne esté blanda. Si la salsa no está espesa, cocinar unos minutos más sin la tapa.

Transferir a una fuente, rociar con la salsa y servir inmediatamente.

Información nutricional por porción: Kcal: 123 Proteínas: 13.5g, Carbohidratos: 16.8g, Grasas: 2.8g

39.   Curry de Carne Tailandés

Ingredientes:

2 libras de filetes de carne, en tiras finas

2 cucharadas de aceite de oliva

2 cucharadas hojas de lima Kaffir, en rodajas finas

1 taza leche de coco sin azúcar

½ taza caldo de carne o agua (opcional)

3 cucharadita de azúcar

1 cucharadita sal

¼ taza de Pasta de curry Panang

Preparación:

En una olla a presión a fuego medio/alto, calentar 1 cucharada de aceite y freír las rodajas de lima. Agregar la pasta de curry, reducir el fuego al mínimo, y cocinar por unos 3 minutos, hasta que arroje aroma.

Agregar la carne y cocinar por 5 minutos, revolviendo ocasionalmente. Añadir la Stevia y luego el caldo y leche de coco. Revolver para distribuir los ingredientes y tapar.

Hervir y reducir el fuego al mínimo. Cocinar por 30 a 35 minutos, o hasta que la carne esté blanda y cocida.

Ajustar el sabor y cocinar unos minutos más para ajustar la consistencia.

Dividir en tazones para servir y servir inmediatamente.

Información nutricional por porción: Kcal: 420 Proteínas: 20.5g, Carbohidratos: 19.6g, Grasas: 32.2g

40. Filetes de Atún Grillados

Ingredientes:

¼ taza de hojas de cilantro frescas picadas

3 dientes de ajo, picado

2 cucharadas de jugo de limón

½ taza aceite de oliva

4 filetes de atún

½ cucharadita pimentón ahumado

½ cucharadita comino, molido

½ cucharadita polvo de ajo

Sal and pimienta negra

Preparación:

Añadir el cilantro, ajo, pimentón, comino, polvo de ajo y jugo de limón a una procesadora, y pulsar para combinar. Agregar gradualmente el aceite y pulsar hasta obtener una mezcla suave.

Transferir a un tazón, añadir el pescado y sacudir para cubrir bien. Dejar reposar por 2 horas.

Remover el pescado de la marinada y precalentar un grill. Cepillar con aceite, poner el pescado, y cocinar por 3-4 minutos de cada lado.

Remover el pescado del grill, transferir a un plato y servir con gajos de limón o salsa a elección.

Información nutricional por porción: Kcal: 240 Proteínas: 53.5g, Carbohidratos: 4g, Grasas: 2g

41. Burritos de Frijoles Verdes

Ingredientes:

1 taza de frijoles verdes cocidos

1 libra de carne molida magra

1 taza de queso Cottage

½ taza de cebollas picadas

1 cucharadita de pimienta roja molida

1 cucharadita de polvo de ajo

6 tortillas de trigo integral

Preparación:

Cocinar la carne y lavarla. Trozar en piezas del tamaño de un bocado y llevar a la sartén. Añadir pimienta roja, polvo de ajo y cebollas. Revolver por 15 minutos. Remover del fuego.

Combinar el queso Cottage con los frijoles verdes en una licuadora. Pulsar por 30 segundos. Agregar la mezcla de queso a la carne. Dividir en 6 piezas y esparcir sobre las tortillas. Enrollar y servir.

Información nutricional por porción: Kcal: 310 Proteínas: 14.5g, Carbohidratos: 45.2g, Grasas: 8.3g

42.   Puré de Huevo y Palta

Ingredientes:

4 huevos

1 taza de leche descremada

½ palta

Preparación:

Hervir los huevos. Remover del fuego y dejar enfriar. Pelar y cortar. Añadir una pizca de sal y dejar en la nevera pro unos 30 minutos. Poner en una procesadora. Cortar la palta en piezas pequeñas y añadirlas a la procesadora. Agregar leche y pulsar por 30 segundos. Este puré debería ser comido de inmediato.

Información nutricional por porción: Kcal: 205 Proteínas: 13.4g, Carbohidratos: 5.7g, Grasas: 13.9g

43.   Ensalada de Nueces y Frutillas

Ingredientes:

½ taza de nueces molidas

2 tazas de frutillas frescas

1 cucharada de jarabe de frutilla

2 cucharadas de crema sin grasa

1 cucharada de azúcar negra

Preparación:

Lavar y cortar las frutillas en piezas pequeñas. Mezclar con las nueces en un tazón. En otro tazón, combinar el jarabe de frutilla, crema sin grasa y azúcar negra. Batir bien con un tenedor y usar la mezcla para cubrir la ensalada.

Información nutricional por porción: Kcal: 131 Proteínas: 4.4g, Carbohidratos: 23g, Grasas: 3g

44. Huevos con Jengibre

Ingredientes:

3 huevos

2 cucharadas de aceite de oliva

1 cucharadita de Jengibre rallado

1/5 cucharadita de pimienta

¼ cucharadita de sal marina

Preparación:

Batir los huevos con un tenedor. Añadir jengibre y pimienta. Mezclar bien y freír en aceite de oliva por unos minutos. Servir caliente. Sazonar con sal marina.

Información nutricional por porción: Kcal: 74 Proteínas: 2.4g, Carbohidratos: 8.1g, Grasas: 4.2g

45. Paté de Semillas de Chía

Ingredientes:

½ taza de semillas de polvo de chía

¼ taza de semillas de chía

½ taza de queso Cottage

3-4 dientes de ajo

¼ taza de leche descremada

1 cucharada de mostaza

¼ cucharadita de sal

Preparación:

Trozar el ajo y mezclar con la mostaza. En un tazón grande, combinar el queso Cottage con la leche descremada, sal, semillas de chía y polvo de chía. Mezclar bien y añadir el ajo y mostaza. Dejar reposar en la nevera por 1 hora.

Información nutricional por porción: Kcal: 40 Proteínas: 2.6g, Carbohidratos: 6.2g, Grasas: 4.7g

46. Ensalada de Pollo

Ingredientes:

3 pechuga de pollo sin piel ni hueso, en mitades

1 taza de lechuga trozada

5 tomates cherry

2 cucharadas de crema baja en grasas

1 cucharada de aceite de oliva

1 cucharadita de perejil picado

1 cucharada de aceite de girasol

1 cucharadita de ají picante molido

1 cucharada de jugo de limón

sal a gusto

Preparación:

Cortar la pechuga de pollo en cubos pequeños. Mezclar con el aceite de girasol, perejil, ají picante molido y jugo de limón para hacer una marinada. Poner los cubos de pollo en una fuente de hornear, rociar con la marinada y hornear por 30 minutos a 350 grados. Remover del horno.

Mientras tanto, mezclar los tomates cherry con la lechuga y crema baja en grasas. Añadir el pollo y sazonar con sal y aceite de oliva.

Información nutricional por porción: Kcal: 102 Proteínas: 9.8g, Carbohidratos: 5.2g, Grasas: 4.8g

47. Ensalada de Huevos y Cebollas

Ingredientes:

2 cebollas medianas

4 huevos hervidos

1 zanahoria rallada

1 taza de espinaca bebé trozada

1 cucharada de jengibre fresco rallado

1 cucharada de jugo de limón

1 cucharada de aceite de oliva

1 cucharadita de cúrcuma molida

sal a gusto

Preparación:

Pelar y cortar las cebollas. Salarlas y dejarlas reposar por 15-20 minutos. Lavar y estrujar, rociar con jugo de limón y dejar a un lado. Mientras tanto, hervir los huevos por 10 minutos, remover, pelar y cortar en cubos pequeños. Combinar con la espinaca bebé, zanahoria rallada y jengibre. Añadir las cebollas y sazonar con aceite de oliva, sal y cúrcuma. Servir frío.

Información nutricional por porción: Kcal: 365 Proteínas: 36.4g, Carbohidratos: 8.7g, Grasas: 21.9g

48. Camarones Cítricos

Ingredientes:

1 libra camarones grandes frescos, sin piel ni vaina

1 limón orgánico, exprimido y rallado

½ cucharadita pimienta negra, molida fresca a gusto

½ cucharadita sal, o a gusto

½ cucharadita polvo de ajo

1 cucharada de aceite de oliva extra virgen

2 cucharadas hojas de perejil fresco picado

Preparación:

Combinar la ralladura de limón, jugo de limón, sal, pimienta negra y polvo de ajo en un tazón grande, y añadir los camarones. Sacudir para cubrir bien con la marinada y dejar reposar por 2 horas.

En un wok o sartén a fuego máximo, añadir el aceite cuando esté bien caliente. Freír los camarones por 5 minutos, o hasta que estén bien cocidos.

Transferir a una fuente, cubrir con perejil picado y servir con gajos de limón.

Información nutricional por porción: Kcal: 142 Proteínas: 20.3g, Carbohidratos: 2.8g, Grasas: 6.2g

49. Pechugas de Pollo Rellenas con Col y Tomate

Ingredientes:

4 pechugas de pollo (4 onzas cada una), sin piel ni hueso

1 to 2 cucharadas de aceite de oliva

½ taza queso de cabra blando

½ taza de col rizada, molida

¼ taza tomates secos, en trozos pequeños

Sal and pimienta negra, a gusto

Preparación:

Precalentar el horno a 400 grados. Cubrir una fuente de hornear con aceite y dejar a un lado.

Añadir ½ taza de agua a una cacerola, aplicar fuego medio/alto, y hervir. Agregar la col, tomates secos y ½ cucharada de aceite, y cocinar hasta que los tomates ablanden. Sazonar con sal y pimienta a gusto y remover del fuego.

Cortar cada pechuga en piezas finas. Poner en una superficie de trabajo y añadir 1 cucharada de queso en el centro. Dividir la mezcla de col y tomate en cada pieza de pollo, y sazonar con sal y pimienta a gusto.

Enrollar el pollo para cubrir el relleno. Insertar un palillo de madera para asegurar. Cepillar con aceite y transferir a la fuente de hornear.

Cocinar por 25 minutos, o hasta que el pollo esté bien cocido. Remover del horno y dejar reposar 10 minutos antes de cortar y servir.

Servir con salsa de tomate.

Información nutricional por porción: Kcal: 420 Proteínas: 23.2g, Carbohidratos: 23.7g, Grasas: 1.7g

50.   Pollo Grillado Marinado con Limón y Romero

Ingredientes:

4 pechugas de pollo (4 onzas cada una), sin hueso y por la mitad

2 cucharadas de manteca clarificada

1 limón orgánico, exprimido y rallado

2 cucharaditas hojas de romero seco

2 dientes de ajo, picado

1 cucharadita pimienta negra molida

½ cucharadita sal de mesa

4 rodajas de gajos de limón, para servir

1 cucharada de aceite de oliva, para cubrir y engrasar

Preparación:

Combinar el jugo de limón, ralladura de limón, romero, ajo, sal y pimienta en un tazón, y añadir el pollo. Cubrir bien y dejar reposar por 2 horas.

Precalentar el grill y cepillar con aceite. Poner el pollo y cocinar por 5 a 10 minutos de cada lado.

Combinar el ghi y marinada, y cepillarlo en todos los lados del pollo mientras se cocina.

Cuando esté listo, remover del grill y dejar reposar por 5 minutos. Transferir a una fuente y servir caliente con gajos de limón.

Información nutricional por porción: Kcal: 274 Proteínas: 27.2g, Carbohidratos: 4.3g, Grasas: 17.1

51.   Huevos con Vegetales Fritos y Semillas de Chía

Ingredientes:

2 huevos

3 claras de huevo

1 cebolla pequeña

1 zanahoria pequeña

1 tomate pequeña

2 pimiento rojo mediano

1 cucharada de semillas de chía molidas

sal

1 cucharada de aceite de oliva

Preparación:

Lavar y secar los vegetales usando papel de cocina. Cortar en rodajas o tiras. Calentar el aceite de oliva a fuego medio y freír los vegetales por 10 minutos, revolviendo constantemente. Añadir las semillas de chía y mezclar bien. Una vez que los vegetales estén blandos, agregar los huevos. Cocinar por otros 2-3 minutos. Remover del fuego y servir.

Información nutricional por porción: Kcal: 190 Proteínas: 15.7g, Carbohidratos: 2g, Grasas: 14.6g

52. Alas de Pollo

Ingredientes:

12 to 18 alas de pollo

1 cucharadita jengibre molido

1 cucharada miel

2 cucharaditas de aceite de oliva

1/3 taza Worcestershire Sauce

2 cebollas verdes picadas

2 dientes de ajo molidos

Preparación:

Aplicar todos los ingredientes a las alas de pollo y llevar a una olla. Poner el fuego a medio/bajo y cocinar por 1 hora. Las alas deberían estar doradas. Puede agregar especias a gusto. Servir como un aperitivo con kétchup o salsa a elección.

Información nutricional por porción: Kcal: 82 Proteínas: 7.8g, Carbohidratos: 1.5g, Grasas: 5.8g

53.   Frijoles y Espinaca

Ingredientes:

1 taza de frijoles verdes enlatados

1 taza de espinaca trozada

2 latas de atún, sin aceite

1 cucharada de aceite de oliva

1 cucharadita de vinagre de vino tinto

sal a gusto

1 cucharada de cúrcuma molida

Preparación:

Combinar los frijoles verdes con la espinaca trozada y atún. Sazonar con aceite de oliva, vinagre y sal. Añadir cúrcuma antes de servir.

Información nutricional por porción: Kcal: 318 Proteínas: 12.3g, Carbohidratos: 36.7g, Grasas: 17.1g

54. Almuerzo Liviano de Pavo

Ingredientes:

3 rodajas finas de pechuga de pavo ahumada

1 taza de lechuga

1 tomate pequeña

1 cebolla pequeña

1 pimienta roja

1 cucharada de jugo de limón

sal a gusto

Preparación:

Cortar los vegetales en piezas pequeñas. Combinarlos con las rodajas de pechuga de pavo y sazonar con sal y jugo de limón.

Información nutricional por porción: Kcal: 190 Proteínas: 15.2g, Carbohidratos: 18.3g, Grasas: 6g

55. Atún con Aceitunas

Ingredientes:

2 tazas de atún enlatado sin aceite

1 taza de lechuga trozada

1 cebolla pequeña

½ taza de aceitunas

¼ taza de pimienta roja molida

1 cucharada de aceite de oliva

sal

1 cucharada de jugo de limón

Preparación:

Pelar y cortar la cebolla en piezas pequeñas. Combinarla con el atún y lechuga. Mezclar bien. Añadir las aceitunas y pimienta roja. Sazonar con aceite de oliva, sal y jugo de limón. Llevar a la nevera 20-30 minutos antes de servir.

Información nutricional por porción: Kcal: 350 Proteínas: 20.2g, Carbohidratos: 21.2g, Grasas: 19.7g

56. Queso Cottage con Aderezo de Lima

Ingredientes:

2 tazas de queso Cottage

1 pepino grande

½ taza de nueces molidas

¼ taza de jugo de lima

¼ taza de crema baja en grasas

1 cucharadita de extracto de lima

1 cucharada de aceite de oliva

¼ cucharadita de pimienta

Preparación:

Primero, hacer el aderezo de lima. Mezclar el jugo de lima con crema baja en grasas, extracto de lima y aceite de oliva. Añadir pimienta. Mezclar bien y dejar en la nevera por 30 minutos. Pelar y cortar el pepino en cubos pequeños y combinar con las nueces molidas y queso Cottage. Verter el aderezo encima de la ensalada y servir frío.

Información nutricional por porción: Kcal: 201 Proteínas: 18.2g, Carbohidratos: 26.4g, Grasas: 1.5g

57.   Lentejas Cremosas

Ingredientes:

1 taza de lentejas enlatadas

1 berenjena pequeña

¼ taza de crema baja en grasas

¼ taza de jugo de limón

2 cucharadas de aceite de oliva

1 cucharada de perejil picado

1 tomate grande

1 cebolla pequeña

Preparación:

Pelar y lavar la berenjena. Cortar en rodajas finas y combinar con crema baja en grasas, jugo de limón y aceite de oliva. Usar una batidora eléctrica para hacer un mousse suave. Dejar reposar en la nevera por 30 minutos. Mientras tanto, cortar los vegetales en rodajas finas. Mezclar con las lentejas y mousse de berenjena. Rociar con perejil y servir.

Información nutricional por porción: Kcal: 287 Proteínas: 17.2g, Carbohidratos: 30.3g, Grasas: 11.7g

58.   Arroz con Champiñones

Ingredientes:

½ taza de arroz negro

2 tazas de champiñones frescos

1 cucharada de aceite

1 tomate grande

¼ taza de perejil fresco

¼ taza de jugo de lima

sal

pimienta

Preparación:

Primero, cocinar el arroz. Lavar y colar y poner en una cacerola con 1 taza de agua. Revolver bien y hervir. Tapar y cocinar por 15 minutos a fuego mínimo. Remover del fuego y dejar enfriar.

Lavar y cortar los champiñones. Calentar una sartén a fuego mínimo y añadir aceite. Agregar los champiñones y revolver bien. Freír al mínimo hasta que ablanden, o el agua evapore. Remover del fuego, añadir sal y mezclar con el arroz.

Cortar el tomate en cubos pequeños y combinar los ingredientes con el arroz y champiñones. Sazonar con sal, pimienta y jugo de lima. Servir caliente.

Información nutricional por porción: Kcal: 324 Proteínas: 9.9g, Carbohidratos: 42.8g, Grasas: 15.2g

59. Pepino con Yogurt

Ingredientes:

1 pepino grande

1 cucharadita de ajo molido

1 taza de yogurt bajo en grasas

1 cucharada de queso Cottage

Preparación:

Pelar y cortar el pepino en rodajas finas. Mezclar con el yogurt, queso y ajo. Dejar en la nevera por al menos 30 minutos antes de servir. Puede añadir sal, pero es opcional.

Información nutricional por porción: Kcal: 217 Proteínas: 10.7g, Carbohidratos: 11.8g, Grasas: 16.5g

60. Hamburguesas de Cilantro y Ajo con Parmesano

Ingredientes:

2 latas de lentejas, coladas

3 dientes de ajo, picado

½ taza de pan rallado

¼ taza de queso parmesano (recién rallado es mejor, pero lo que tenga servirá)

1 huevo, batido

2 tazas de agua

½ taza de harina

Sal y pimienta a gusto

Preparación:

En un tazón mediano, aplastar las lentejas con un tenedor y luego mezclar con el ajo, pan rallado y queso. Formar las hamburguesas y dejar a un lado. Batir un huevo y agua en un tazón, y la harina, sal y pimienta en otro tazón. Cubrir cada hamburguesa en la mezcla de harina, remojar en la de huevo y finalmente en la harina de nuevo. Calentar aceite en una sartén grande a fuego medio/alto. Freír las hamburguesas hasta que doren, unos 2-3 minutos de cada lado.

Servir con pan caliente o en pita con cilantro, yogurt, cebolla, tomates y lo que usted quiera.

Información nutricional por porción: Kcal: 115 Proteínas: 5.9g, Carbohidratos: 28.8g, Grasas: 2.1g

JUGOS

1. Jugo de Jengibre y Chía

Ingredientes:

3 zanahorias grandes

2 manzanas grandes, sin centro

½ cucharadita de jengibre, molido

1 cucharada de semillas de chía

Preparación:

Combinar todos los ingredientes, excepto las semillas de chía, en una juguera, y pulsar.

Transferir a vasos y añadir algunos cubos de hielo. Rociar con semillas de chía antes de servir.

Información nutricional por porción: Kcal: 177, Proteínas: 3.2g, Carbohidratos: 28.4g, Grasas: 4.6g

2. Jugo de Col Rizada y Calabaza

Ingredientes:

¼ taza de col rizada fresca

½ calabaza amarilla, sin piel

1 brócoli mediano

1 manzana grande, sin centro

¼ taza de espinaca fresca

4 zanahorias pequeñas

Preparación:

Combinar los ingredientes en una juguera y pulsar.

Transferir a vasos y añadir algunos cubos de hielo. Servir inmediatamente.

Información nutricional por porción: Kcal: 81, Proteínas: 2.3g, Carbohidratos: 18.4g, Grasas: 0.2g

3. Jugo de Sandía

Ingredientes:

1 taza de sandía, sin piel y sin semillas

1 taza de ananá, sin piel

½ limón grande, sin piel

½ cucharadita de jengibre, molido

Preparación:

Combinar los ingredientes en una juguera y pulsar.

Transferir a vasos y añadir algunos cubos de hielo. Servir inmediatamente.

Información nutricional por porción: Kcal: 41, Proteínas: 1.4g, Carbohidratos: 10.2g, Grasas: 0.1g

4.   Jugo de Cancún

Ingredientes:

½ taza de col rizada fresca

1 lima grande, sin piel

1 pepino grande

1 tallo de apio

1 pimiento jalapeño pequeño, sin semillas

Preparación:

Combinar los ingredientes en una juguera y pulsar. Añadir agua de coco.

Transferir a vasos y añadir algunos cubos de hielo.

Servir inmediatamente.

Información nutricional por porción: Kcal: 171, Proteínas: 3.2g, Carbohidratos: 47.3g, Grasas: 1.3g

5. Jugo Marrón de Linaza

Ingredientes:

2 zanahorias grandes

½ taza de espinaca fresca

2 cucharadas de perejil fresco

2 manzanas grandes, sin centro

¼ cucharadita de jengibre, molido

1 cucharada de semillas de linaza

Preparación:

Combinar todos los ingredientes en una juguera, excepto semillas de linaza. Pulsar.

Transferir a vasos y añadir algunos cubos de hielo.

Rociar con semillas de linaza y servir.

Información nutricional por porción: Kcal: 119, Proteínas: 4.3g, Carbohidratos: 62.2g, Grasas: 2.3g

6.   Jugo de Limón y Col Rizada

Ingredientes:

½ taza de col rizada fresca

1 limón, sin piel

2 manzanas verdes grandes, sin centro

1 pera grande, sin centro

Preparación:

Combinar los ingredientes en una juguera y pulsar.

Transferir a vasos y añadir algunos cubos de hielo antes de servir.

Información nutricional por porción: Kcal: 120, Proteínas: 3.2g, Carbohidratos: 62.5g, Grasas: 1.2g

7. Jugo de Brócoli

Ingredientes:

1 taza de brócoli

2 naranjas grandes, sin piel

1 pepino grande, sin piel

1 zanahoria grande

Preparación:

Combinar los ingredientes en una juguera y pulsar.

Transferir a vasos y añadir algunos cubos de hielo.

Servir inmediatamente.

Información nutricional por porción: Kcal: 68, Proteínas: 2.3g, Carbohidratos: 19.7g, Grasas: 0.1g

8. Jugo de Verdes de Ensalada

Ingredientes:

½ taza de verdes de ensalada

½ cucharadita de jengibre, molido

1 pepino grande

¼ taza de perejil fresco

1 manzana grande, sin centro

Preparación:

Combinar los ingredientes en una juguera y pulsar.

Transferir a vasos y añadir algunos cubos de hielo.

Servir inmediatamente.

Información nutricional por porción: Kcal: 96, Proteínas: 3.1g, Carbohidratos: 28.7g, Grasas: 1.2g

9. Jugo de Hinojo y Mandarina

Ingredientes:

1 hinojo grande

½ taza de col rizada fresca

1 manzana verde grande, sin centro

4 mandarinas, sin piel

Preparación:

Poner los ingredientes en una juguera, y pulsar.

Transferir a vasos y añadir algunos cubos de hielo, o refrigerar antes de usar.

Información nutricional por porción: Kcal: 121, Proteínas: 4.3g, Carbohidratos: 31.3g, Grasas: 1.3g

10.   Jugo de Uvas Verdes

Ingredientes:

1 taza de uvas verdes

2 pepino grandes

1 pera grande, sin centro

1 lima, sin piel

Preparación:

Combinar los ingredientes en una juguera y pulsar.

Transferir a vasos y refrigerar 30 minutos antes de servir.

Información nutricional por porción: Kcal: 113, Proteínas: 18.3g, Carbohidratos: 31.3g, Grasas: 0.1g

11. Jugo de Berro

Ingredientes:

½ taza de berro

2 manzanas verdes grandes, sin centro

1 limón grande, sin piel

1 lima grande, sin piel

Preparación:

Combinar todos los ingredientes, excepto las semillas de chía, en una juguera, y pulsar.

Transferir a vasos y añadir algunos cubos de hielo.

Servir inmediatamente.

Información nutricional por porción: Kcal: 101, Proteínas: 17.2g, Carbohidratos: 28.8g, Grasas: 0.2g

12.   Jugo de Ananá y Cantalupo

Ingredientes:

1 taza de cantalupo, sin piel

½ ananá, sin piel

2 manzanas verdes grandes, sin centro

½ taza de col rizada fresca

Preparación:

Combinar los ingredientes en una juguera y pulsar.

Transferir a vasos y añadir algunos cubos de hielo, o refrigerar 30 minutos antes de servir.

Información nutricional por porción: Kcal: 115, Proteínas: 1.2g, Carbohidratos: 28.8g, Grasas: 1.2g

13. Jugo de Rábano e Hinojo

Ingredientes:

6 rábanos medianos

1 hinojo pequeño

1 naranja grande, sin piel

5 tallos de apio grandes

1 pepino grande

Preparación:

Combinar los ingredientes en una juguera y pulsar.

Transferir a vasos y refrigerar antes de servir.

Información nutricional por porción: Kcal: 110, Proteínas: 6.1g, Carbohidratos: 28.7g, Grasas: 1.2g

14.   Jugo de Acelga y Albahaca

Ingredientes:

½ taza de Acelga

½ taza de albahaca fresca

1 lima grande, sin piel

2 manzanas verdes grandes, sin centro

¼ taza de menta fresca

Preparación:

Combinar los ingredientes en una juguera y pulsar.

Transferir a vasos y añadir algunos cubos de hielo, o refrigerar antes de usar.

Información nutricional por porción: Kcal: 114, Proteínas: 2.3g, Carbohidratos: 30.4g, Grasas: 0.2g

15.   Jugo de Repollo Verde

Ingredientes:

½ taza de repollo verde

4 tallos de apio

1 manzana verde grande, sin centro

3 zanahorias grandes

1 limón grande, sin piel

1 cucharada de miel líquida

Preparación:

Combinar los ingredientes en una juguera y pulsar.

Transferir a vasos y refrigerar 20 minutos antes de servir.

Información nutricional por porción: Kcal: 162, Proteínas: 3.1g, Carbohidratos: 39.3g, Grasas: 0.1g

16.   Jugo de Pomelo y Romero

Ingredientes:

3 pomelos grandes, sin piel

3 naranjas grandes, sin piel

1 limón grande, sin piel

½ cucharadita de romero fresco

Preparación:

Combinar los ingredientes en una juguera y pulsar.

Transferir a vasos y añadir algunos cubos de hielo.

Rociar con romero fresco y servir inmediatamente.

Información nutricional por porción: Kcal: 140, Proteínas: 3.4g, Carbohidratos: 37.6g, Grasas: 0.1g

17.   Jugo de Frutilla y Durazno

Ingredientes:

3 duraznos grandes, sin carozo

1 taza de frutillas

1 manzana verde grande, sin centro

¼ cucharadita de jengibre, molido

Preparación:

Combinar los ingredientes en una juguera y pulsar.

Transferir a vasos y añadir algunos cubos de hielo, o refrigerar 1 hora antes de servir.

Información nutricional por porción: Kcal: 64, Proteínas: 1.2g, Carbohidratos: 18.3g, Grasas: 0.1g

18. Jugo de Cilantro

Ingredientes:

½ taza de cilantro

3 tallos de apio

1 manzana verde grande, sin centro

1 limón grande, sin piel

½ cucharadita de jengibre, molido

Preparación:

Combinar todos los ingredientes excepto el jengibre en una juguera.

Procesar y transferir a un vaso. Añadir el jengibre.

Agregar cubos de hielo y servir inmediatamente.

Información nutricional por porción: Kcal: 73, Proteínas: 2.2g, Carbohidratos: 26.7g, Grasas: 0.1g

19. Jugo de Granada y Col Rizada

Ingredientes:

½ taza de semillas de granada

½ taza de col rizada fresca

1 manzana verde grande, sin centro

¼ cucharadita de jengibre, molido

3-4 hojas de menta fresca

Preparación:

Combinar las semillas de granada, col rizada, menta y manzana en una juguera, y pulsar.

Transferir a vasos y añadir el jengibre y semillas de granada.

Agregar cubos de hielo y servir inmediatamente.

Información nutricional por porción: Kcal: 143, Proteínas: 6.2g, Carbohidratos: 41.2g, Grasas: 2.4g

20. Jugo de Tomate y Ajo

Ingredientes:

2 tomates grandes, por la mitad

2 dientes de ajo, sin piel

3 pepino grandes

1 pimiento grande, sin semillas

1 chalote pequeño

1 lima grande, sin piel

¼ taza de cilantro fresco

Preparación:

Combinar los ingredientes en una juguera y pulsar.

Transferir a vasos y añadir hielo antes de usar, o refrigerar.

Información nutricional por porción: Kcal: 109, Proteínas: 6.4g, Carbohidratos: 38.5g, Grasas: 1.2g

21.   Jugo de Ananá y Zanahoria

Ingredientes:

1 taza de ananá, sin piel

2 zanahorias grandes

½ taza de berro

1 limón grande, sin piel

¼ cucharadita de raíz de jengibre

Preparación:

Combinar los ingredientes en una juguera y pulsar.

Transferir a vasos y servir.

Información nutricional por porción: Kcal: 101, Proteínas: 3.1g, Carbohidratos: 34.2g, Grasas: 1.1g

22. Jugo de Frutilla y Kiwi

Ingredientes:

2 kiwis, sin piel

1 pepino grande

1 taza de frutillas frescas

1 lima pequeña, sin piel

2 cucharadas de menta fresca

Preparación:

Combinar los ingredientes en una juguera y pulsar.

Transferir a un vaso y refrigerar antes de usar.

Información nutricional por porción: Kcal: 91, Proteínas: 3.1g, Carbohidratos: 29.9g, Grasas: 0.9g

23.   Jugo de Manzana y Chía

Ingredientes:

1 manzana roja grande, sin centro

1 limón grande, sin piel

1 pimiento grande, sin semillas

3 cucharadas de semillas de chía

Preparación:

Combinar la manzana, limón y pimiento en una juguera, y pulsar.

Añadir las semillas de chía.

Dejar reposar 15 minutos hasta que espese, y revolver antes de servir.

Información nutricional por porción: Kcal: 135, Proteínas: 4.2g, Carbohidratos: 31.3g, Grasas: 6.2g

24. Jugo Picante de Pomelo

Ingredientes:

1 kiwi grande, sin piel

½ pomelo mediano, sin piel

1 limón grande, sin piel

3 tallos de apio

¼ cucharadita de jengibre, molido

¼ cucharadita de Pimienta cayena, molida

Un puñado de berro

Preparación:

Combinar el kiwi, pomelo, limón, apio y berro en una juguera, y pulsar.

Transferir a vasos y añadir el jengibre y pimienta cayena.

Información nutricional por porción: Kcal: 61, Proteínas: 2.1g, Carbohidratos: 20.4g, Grasas: 1.1g

25. Jugo de Cúrcuma y Pepino

Ingredientes:

1 pepino grande

1 taza de ananá, en trozos

3 tallos de apio

½ taza de espinaca fresca

¼ cucharadita de jengibre, molido

¼ cucharadita de cúrcuma, molida

Preparación:

Combinar los ingredientes, excepto jengibre y cúrcuma, en una juguera.

Pulsar y transferir a vasos. Añadir la cúrcuma y jengibre, y servir.

Información nutricional por porción: Kcal: 109, Proteínas: 3.3g, Carbohidratos: 61.2g, Grasas: 1.3g

26. Jugo de Calabacín y Roma

Ingredientes:

2 calabacines medianos

1 diente de ajo, sin piel

6 tallos de espárragos

3 tomates Roma

4 zanahorias grandes

Preparación:

Combinar los ingredientes en una juguera y pulsar.

Transferir a vasos y servir inmediatamente.

Información nutricional por porción: Kcal: 92, Proteínas: 5.4g, Carbohidratos: 27.3g, Grasas: 0.9g

27.   Jugo de Canela y Chía

Ingredientes:

1 cucharada de semillas de chía

1 manzana grande, sin centro

1 taza de espinaca fresca

¼ cucharadita de canela, molida

Preparación:

Combinar la manzana y espinaca en una juguera, y pulsar.

Transferir a vasos y añadir la canela y semillas de chía.

Dejar reposar por 20 minutos y servir.

Información nutricional por porción: Kcal: 121, Proteínas: 4.3g, Carbohidratos: 27.8g, Grasas: 5.3g

28. Jugo Verde de Coco

Ingredientes:

1 lima grande, sin piel

3 onzas de agua de coco

5 tallos de apio pequeños

¼ taza de menta fresca

¼ taza de espinaca fresca

Preparación:

Combinar la lima, apio, espinaca y menta en una juguera, y pulsar.

Transferir a vasos y añadir el agua de coco. Refrigerar 20 minutos antes de servir.

Información nutricional por porción: Kcal: 45, Proteínas: 2.2g, Carbohidratos: 16.8g, Grasas: 1.6g

29.   Jugo de Coliflor y Brócoli

Ingredientes:

2 tazas de coliflor, en trozos

1 taza de brócoli fresco

4 zanahorias grandes

1 manzana verde grande, sin centro

1 cucharadita de raíz de jengibre

Preparación:

Combinar los ingredientes en una juguera y pulsar.

Transferir a vasos y decorar con menta, o añadir hielo antes de servir.

Información nutricional por porción: Kcal: 136, Proteínas: 6.3g, Carbohidratos: 42.8g, Grasas: 1.2g

30. Jugo de Hielo Verde

Ingredientes:

1 pepino mediano

1 pera grande, sin centro

3 zanahorias grandes

1 limón grande, sin piel

¼ taza de menta fresca

½ taza de brócoli

1 cucharadita de raíz de jengibre

½ cucharadita de polvo de té verde

2 onzas de agua

Preparación:

Combinar el pepino, pera, zanahorias, limón, menta, jengibre y brócoli en una juguera, y pulsar.

Mezclar el agua con el té verde en un vaso y añadir el jugo.

Mezclar con una cuchara y añadir hielo. Servir inmediatamente.

Información nutricional por porción: Kcal: 141, Proteínas: 5.5g, Carbohidratos: 45.7g, Grasas: 0.9g

31.   Jugo Verde de Naranja

Ingredientes:

2 naranjas grandes, sin piel

½ taza de brócoli fresco, en trozos

3 zanahorias grandes

4 hojas de verdes de ensalada

4 hojas de col rizada fresca

1 diente de ajo, sin piel

Preparación:

Combinar los ingredientes en una juguera y pulsar.

Transferir a vasos y servir inmediatamente.

Información nutricional por porción: Kcal: 171, Proteínas: 9.2g, Carbohidratos: 43.3g, Grasas: 2.3g

32.   Jugo de Naranja y Miel

Ingredientes:

2 naranjas grandes, sin piel

½ taza de pomelo, en trozos

3-4 hojas de col rizada fresca

1 cucharadita de miel líquida

¼ cucharadita de jengibre, molido

Preparación:

Combinar las naranjas, pomelo y col rizada en una juguera, y pulsar.

Transferir a vasos y añadir la miel y jengibre.

Servir inmediatamente.

Información nutricional por porción: Kcal: 128, Proteínas: 7.3g, Carbohidratos: 34.5g, Grasas: 1.1g

33.   Jugo de Batata y Jengibre

Ingredientes:

2 batatas medianas, sin piel

1 durazno grande, sin carozo y por la mitad

¼ cucharadita de jengibre, molido

¼ cucharadita de canela, molida

Preparación:

Combinar las batatas y durazno en una juguera, y pulsar.

Transferir a vasos y añadir el jengibre y canela.

Servir inmediatamente.

Información nutricional por porción: Kcal: 159, Proteínas: 5.2g, Carbohidratos: 50.1g, Grasas: 0.9g

34. Jugo de Frutilla y Tomate

Ingredientes:

1 taza de frutillas frescas

2 tomates grandes

2 zanahorias grandes

1 naranja grande, sin piel

1 pimiento grande, sin semillas

Preparación:

Combinar los ingredientes en una juguera y pulsar.

Transferir a vasos y refrigerar 30 minutos antes de servir.

Información nutricional por porción: Kcal: 104, Proteínas: 3.9g, Carbohidratos: 31.2g, Grasas: 1.1g

35. Jugo de Naranja y Cúrcuma

Ingredientes:

1 pimiento naranja grande, sin semillas

1 naranja grande, sin piel

1 zanahoria grande

1 limón grande, sin piel

1 pepino pequeño

¼ cucharadita de cúrcuma, molida

Preparación:

Combinar los ingredientes excepto la cúrcuma en una juguera, y pulsar.

Transferir a vasos y añadir la cúrcuma. Servir inmediatamente.

Información nutricional por porción: Kcal: 152, Proteínas: 4.2g, Carbohidratos: 48.1g, Grasas: 1.3g

36.   Jugo de Rúcula

Ingredientes:

1 taza de rúcula fresca

1 limón grande, sin piel

1 lima grande, sin piel

1 naranja grande, sin piel

1 kiwi grande, sin piel

1 pepino pequeño

Preparación:

Combinar los ingredientes en una juguera y pulsar.

Transferir a vasos y servir inmediatamente.

Información nutricional por porción: Kcal: 192, Proteínas: 3.1g, Carbohidratos: 31.6g, Grasas: 0.9g

37.   Jugo de Mango

Ingredientes:

1 mango grande, sin piel

1 pepino grande

½ taza de espinaca fresca

2 onzas de coco rallado

Preparación:

Combinar el mango, pepino y espinaca en una juguera, y pulsar.

Transferir a un vaso y añadir el coco rallado.

Refrigerar 1 hora antes de servir.

Información nutricional por porción: Kcal: 68, Proteínas: 1.9g, Carbohidratos: 20.1g, Grasas: 0.5g

38.   Jugo de Bok Choy y Puerro

Ingredientes:

1 puerro mediano

1 bok choy bebé pequeño

¼ taza de albahaca fresca

1 manzana verde grande, sin centro

2 zanahorias grandes

4-5 hojas de col rizada fresca

Preparación:

Combinar los ingredientes en una juguera y pulsar.

Transferir a vasos y refrigerar antes de usar.

Información nutricional por porción: Kcal: 169, Proteínas: 2.3g, Carbohidratos: 46.2g, Grasas: 1.9g

39.   Jugo de Frutilla y Col Rizada

Ingredientes:

2 tazas de frutillas frescas

1 manzana verde grande, sin centro

1 pepino grande

4-5 hojas de col rizada fresca

Preparación:

Combinar los ingredientes en una juguera y pulsar.

Transferir a vasos y servir inmediatamente.

Información nutricional por porción: Kcal: 184, Proteínas: 7.7g, Carbohidratos: 49.5g, Grasas: 2.1g

40. Jugo Thai de Cantalupo

Ingredientes:

1 taza de cantalupo, sin piel

1 cabeza de lechuga Romana pequeña

1 cucharada de coco rallado

½ taza de albahaca fresca

1 pepino grande

Preparación:

Combinar los ingredientes en una juguera y pulsar.

Transferir a vasos y servir inmediatamente.

Información nutricional por porción: Kcal: 112, Proteínas: 2.3g, Carbohidratos: 22.6g, Grasas: 1.1g

41. Jugo de Jengibre y Remolacha

Ingredientes:

2 remolachas grandes, recortadas

1 pepino grande

1 manzana roja grande, sin centro

1 lima grande, sin piel

¼ cucharadita de jengibre, molido

Preparación:

Combinar los ingredientes excepto el jengibre en una juguera, y pulsar.

Transferir a un vaso y añadir el jengibre. Refrigerar 1 hora antes de servir.

Información nutricional por porción: Kcal: 109, Proteínas: 2.8g, Carbohidratos: 33.6g, Grasas: 0.7g

OTROS TITULOS DE ESTE AUTOR

70 Recetas De Comidas Efectivas Para Prevenir Y Resolver Sus Problemas De Sobrepeso: Queme Calorías Rápido Usando Dietas Apropiadas y Nutrición Inteligente

Por

Joe Correa CSN

48 Recetas De Comidas Para Eliminar El Acné: ¡El Camino Rápido y Natural Para Reparar Sus Problemas de Acné En 10 Días O Menos!

Por

Joe Correa CSN

41 Recetas De Comidas Para Prevenir el Alzheimer: ¡Reduzca El Riesgo de Contraer La Enfermedad de Alzheimer De Forma Natural!

Por

Joe Correa CSN

70 Recetas De Comidas Efectivas Para El Cáncer De Mama: Prevenga Y Combata El Cáncer De Mama Con una Nutrición Inteligente y Alimentos Poderosos

Por

Joe Correa CSN

www.ingramcontent.com/pod-product-compliance
Lightning Source LLC
Chambersburg PA
CBHW030251030426
42336CB00009B/334

9 781635 317114